IMPARABLE:

Como Vencer los Obstáculos y Mantenerte Enfocado en el Gimnasio

Venciendo Obstáculos

Tabla de Contenido

Venciendo Obstáculos

Despertar: El Primer Paso hacia Tu Transformación

Este libro no es cualquier manual. No, señor. Esto es un mapa directo a la transformación total de tu vida. No solo vas a transformar lo físico, vas a desbloquear la mente, y sí, también el espíritu. Aquí no solo vas a levantar pesas o correr millas, vas a levantar las barreras mentales que te han estado frenando, esas excusas que te han mantenido en la misma posición. ¡No más! Desde este momento, empiezas a correr hacia el éxito, en todo lo que haces. ¡Vamos, vamos, que puedes!

Este viaje es hacia la mejor versión de ti. ¿Me escuchaste bien? La MEJOR versión. Esa versión que ha estado oculta detrás de tus miedos y excusas. Yo estaré aquí, paso a paso, como tu compañero, tu entrenador, para empujarte a descubrir lo que siempre has tenido dentro: fuerza y capacidad infinita.

Venciendo Obstáculos

Prepárate, porque a lo largo de estas páginas vamos a destruir cada obstáculo que te ha mantenido atado. ¿Excusas? ¡Olvídalas! ¿Miedo? Aquí no hay espacio para eso. ¡Tienes las herramientas, vamos a usarlas! Este libro te va a enseñar cómo superar, cómo mantenerse enfocado, cómo dominar tu mente. Porque te lo digo ahora: ¡Tus excusas son lo único que limita tu potencial! Y cuando las destruyas, no habrá quien te detenga.

Aquí dentro no vas a encontrar teorías vacías. No, señor. Aquí están las estrategias probadas, las herramientas prácticas, y sí, esa motivación que te va a encender como una chispa. No es cualquier cambio, es un cambio duradero. Esto es una transformación total y completa. Este libro es más que una guía. Soy yo, tu coach, tu compañero, tu voz interna que te va a empujar cuando quieras rendirte. Vamos, ¡no hay excusas!

Venciendo Obstáculos

Así que prepárate para romper esas cadenas mentales que te has impuesto. Vas a dar el primer paso hacia una vida llena de disciplina y enfoque. ¡El camino no será fácil! Lo sabrás cada vez que el sudor caiga y el músculo queme, pero al final, te prometo que cada gota, cada esfuerzo, valdrá la pena. ¡Sí señor, eso se repite, y con ganas!

Bienvenido al nuevo tú. Ese que siempre ha estado ahí esperando salir. Ya no es un sueño, es una realidad al alcance de tu mano. Con la guía correcta, y con la fuerza que ya tienes dentro, estás a punto de conquistar todo lo que te propongas.

¡Comencemos ahora mismo!

Capítulo 1:

La Mentalidad Invencible

"Domina tu mente, tu mayor obstáculo, y no habrá nada que te detenga."

Venciendo Obstáculos

Escucha bien, porque esto es clave: **la mentalidad lo es todo**. Si quieres alcanzar el éxito físico, primero tienes que dominar tu mente. ¡Sí señor, es así de simple! La base de todo lo que haces en el gimnasio, y en la vida, empieza aquí, en tu cabeza. Cada entrenamiento, cada repetición, es una oportunidad para superar tus propios límites, para ser mejor que ayer. Pero, ¿sabes qué? Esa mentalidad ganadora no aparece de la nada. Hay que trabajarla, cultivarla, ¡como un músculo! Y te voy a decir algo: cuando esa pereza o esas dudas intenten colarse antes de tu entrenamiento, cuando esa vocecita te diga "hoy no", es ahí donde tienes que atacar. ¡No, mija, no! ¡Aquí no hay espacio para excusas!

Vas a encontrarte con resistencia mental, porque es natural, pero eso no significa que vas a ceder. ¡No, señor! Esa resistencia es solo una señal de que estás a punto de crecer. Lo que hagas en esos momentos define quién eres. Y te lo digo claro: tus excusas limitan tu potencial. La clave está en superarlas.

Venciendo Obstáculos

Aquí no hay magia, es pura disciplina, autodiálogo positivo, y establecer una rutina pre-entrenamiento que te prepare mental y emocionalmente. ¡Vamos, que sí se puede!

Primero, visualízate aplastando cada ejercicio con precisión. ¡Ciérrame esos ojos y mírate superando la fatiga, sintiendo el poder de cada movimiento! Siente la satisfacción de terminar tu rutina con éxito. ¿Lo sientes? ¡Así es como entras al gimnasio! Con una mentalidad ganadora, sabiendo que cada gota de sudor cuenta. Visualización guiada: así es como lo hacemos.

Luego, establece tus metas claras, sin vaguedades. Aquí no me vengas con "quiero hacer más ejercicio". ¡No! Necesito saber cuántos días, cuántos minutos, cuántas repeticiones. Por ejemplo: "Voy al gimnasio cuatro veces a la semana durante 45 minutos". Eso es concreto, eso es medible, eso te llevará al éxito. ¡Dime cuál es tu propósito y te diré cuán lejos puedes llegar! Metas S.M.A.R.T.: Así es como se gana.

Y por último, **Mindfulness**: cuando entres al gimnasio, entra con la cabeza y el corazón en el juego. Dedica unos minutos a centrarte, respira profundo, siente tu cuerpo. Aquí no hay distracciones, ¡esto es tiempo de trabajo duro! Cuando te enfoques al 100%, cada repetición tendrá sentido, y no solo eso, ¡la disfrutarás!

Cuando implementas estas prácticas, no solo vas a sentir más ganas de entrenar, sino que cada sesión va a ser más productiva. Y te lo digo ahora: una mentalidad fuerte transforma cada desafío en una oportunidad para crecer. ¡Cada sesión es una victoria y un paso más hacia el éxito!

Así que, ¿qué esperas? ¡Pon tu mente en modo campeón y ve por todo!

Venciendo Obstáculos

- **Ejercicio:** Escribe tres pensamientos negativos que suelen colarse antes de tus entrenamientos. Y escucha bien: después, ¡los vas a reformular en afirmaciones poderosas! Nada de "no puedo", quiero leer "¡Yo soy capaz!". Nada de "estoy cansado", quiero un "¡Estoy listo para darlo todo!". ¡Vamos, vamos, que las excusas no te detengan! ¡Transforma tu mente y sigue avanzando!

1. _________________________________

2. _________________________________

3. _________________________________

Capítulo 2:

Rompiendo Barreras: De las Excusas a la Acción

"Cada excusa es una oportunidad disfrazada. Aprende a verla y usarla para tu beneficio."

Venciendo Obstáculos

A ver, ¡ponte serio! Sabemos que las excusas son lo único que te separa de la mejor versión de ti. Las excusas no son más que barreras que tú mismo te pones para no avanzar, y déjame decirte algo: ¡Tú sabes bien que puedes romperlas! Porque cada vez que dices "no tengo tiempo" o "estoy cansado", lo que realmente estás diciendo es "no quiero cambiar". Y si te quedas ahí, no solo te estás engañando a ti mismo, sino que le estás dando la razón a todos los que quieren verte fallar. ¡Olvídate de ellos!. Nadie viene a ayudarte, porque todos están esperando verte rendirte como ellos lo hicieron. Pero tú no eres como ellos. **Tú tienes la fuerza para levantar eso y mucho más.**

El primer paso para dejar atrás estas excusas es reconocerlas. Cada vez que te encuentres diciendo una de esas frases de auto-sabotaje, tienes que frenarte y hacerte esta pregunta: **"¿De verdad lo que estoy diciendo tiene sentido o solo estoy buscando la salida fácil?"**. Vamos, que ya sabes la respuesta. **No te escondas detrás de excusas.**

Venciendo Obstáculos

Afronta la realidad, porque cuando destruyes esas barreras mentales, te liberas y te enfocas en lo que realmente importa: el progreso.

Aquí te dejo algunas de las excusas más comunes que todos hemos enfrentado. Y te voy a dar las respuestas que necesitas para aplastarlas de una vez por todas. Vamos, que no quiero verte buscando excusas baratas, ¡quiero verte buscando soluciones!

1. **"No tengo tiempo": ¡No señor, no señora!** Si tienes tiempo para mirar el teléfono, tienes tiempo para entrenar. Haz que tu entrenamiento sea un compromiso no negociable. Es como una cita contigo mismo. ¡Si fallas esa cita, te fallas a ti mismo!

2. **"Estoy demasiado cansado"**: Vamos, eso no es excusa. Empieza suave, pero empieza. El ejercicio te da más energía, no menos. ¿Tienes dudas? Prueba y verás cómo tu cuerpo responde mejor cada día. **¡Levántate y muévete, porque tú puedes!**

3. **"El gimnasio está muy lejos"**: ¿Qué dices? Si no puedes ir al gimnasio, **trae el gimnasio a ti**. Hay tantas maneras de ejercitarte en casa que ni lo sentirás. Lo importante es que no dejes de moverte.

4. **"Hace demasiado frío/calor fuera"**: ¡Olvídate del clima!. Tienes la ropa adecuada, así que úsala. El frío y el calor **no son rivales** para tu determinación. Tú no te dejas intimidar por algo tan básico.

5. **"Me siento intimidado por los demás en el gimnasio"**: ¡Vamos, todo el mundo empezó igual que tú!. Al que te mire, que mire. Pero recuerda esto: los que se rieron de tus metas son los mismos que **vendrán a pedirte consejos cuando los consigas.**

Aguarda, que solo estoy comenzando.....

6. **"El ejercicio es aburrido"**: ¿Aburrido? ¡Eso es porque no lo estás haciendo bien! Cambia de rutina, prueba cosas nuevas. **Elige algo que te desafíe.** La diversión está en el progreso, y si no lo sientes, entonces es que necesitas esforzarte más.

7. **"Me duele después de ejercitar"**: ¡Así se sabe que el trabajo es bueno!. **Siempre y cuando sea dolor muscular y no de lesión.** Calienta bien, asegúrate de tener buena técnica y enfréntate al dolor. **El dolor es temporal, los resultados son para siempre.**

8. **"Es muy caro"**: No necesitas gastar una fortuna para ejercitarte. **Correr es gratis, los videos online también lo son.** Donde hay voluntad, hay camino, y tú tienes lo necesario para encontrarlo.

9. **"No tengo con quién ejercitarme"**: ¡No necesitas compañía para superarte! Pero si necesitas alguien que te apoye, busca un grupo o compañero. **Solo recuerda que al final, eres tú quien se levanta y da cada paso.**

10. **"No tengo energía después del trabajo"**: Entonces, hazlo antes del trabajo. Levántate más temprano, **organiza tu día,** y verás que tienes más energía para todo lo demás. Cada minuto cuenta, úsalo a tu favor.

11. **"Necesito cuidar de mis hijos"**: ¡Perfecto! **Involúcralos**. Hay miles de maneras de ejercitarse con tus hijos. ¿Te preocupa el tiempo? Entonces el ejercicio se convierte en calidad de tiempo juntos.

12. **"No sé cómo empezar"**: No necesitas ser un experto para empezar. **Haz lo que sabes y mejora cada día.**Lo importante es dar ese primer paso. Busca información, pregúntame, pero nunca te quedes paralizado.

¿Aún no encuentras una que te identifique?

No he terminado.....

13. **"Me siento muy viejo para empezar a ejercitarme"**: ¡Mentira! El ejercicio **no tiene edad**. Lo que tiene edad son las excusas. Cada día que te ejercites es un día que ganas en energía y salud. No podemos detener el tiempo, **pero sí podemos hacerlo trabajar para nosotros.**

14. **"Me resulta difícil mantener la consistencia"**: ¡Vamos, esto es una guerra mental y tú estás armado!. Establece un horario, haz de esto un hábito, y cuando la pereza te quiera ganar, tú le respondes: **"Aquí mando yo".**

15. **"No veo resultados inmediatos"**: ¡Claro que no, esto es una maratón, no una carrera de velocidad!. Los resultados llegan, **pero solo para los que se mantienen.**Celebra cada pequeño logro, porque cada paso te lleva más cerca de donde quieres estar.

¡Tus excusas no son más fuertes que tu! ¡Rompe con ellas!

Venciendo Obstáculos

- **Ejercicio:** Escribe dos (2) excusas que te vienen a la mente en éste preciso momento y responde con una estrategia que creas te ayudará a vencerla.

1. _______________________________

____

2. _______________________________

____

Capítulo 3:

Motivación y Disciplina: La Fórmula Imparable

"La motivación te da energía para entrenar, pero es la disciplina la que te levanta todos los días a hacerlo."

Aquí es donde se separan los que solo sueñan de los que logran. ¿Sabes cuál es la diferencia entre la motivación y la disciplina? Te lo voy a decir bien claro: **la motivación te hace levantarte a las 5 de la mañana,** con ganas de conquistar el mundo, de saltar de la cama lleno de energía. Pero, ¡ojo! Esa chispa de motivación es fugaz. Un día está, al siguiente se ha ido. Cuando el frío te pega, cuando los músculos duelen, o cuando los resultados no llegan de inmediato, esa motivación se esconde.

La disciplina, en cambio, es la que te sostiene cuando ya no tienes ganas, cuando todo parece cuesta arriba. **Es tu ancla, tu columna vertebral, la que te dice: 'Vamos, que hay trabajo que hacer'.** Porque la disciplina no necesita de ánimo, ni de que te sientas bien. **La disciplina es lo que te hace levantarte todos los días sin pensarlo, porque esto no es un esfuerzo temporal, ¡es un estilo de vida!**

No busques madrugar para encontrar tiempo libre para ejercitarte, mejor **ahorra tiempo en lo innecesario**, en lo que no aporta, y dedícalo a lo que importa: tu salud, tu cuerpo, tu mente. Aquí no hay espacio para lamentos ni excusas. ¡Nadie viene a salvarte! **Todos quieren verte rendirte como ellos lo hicieron**, pero tú no les vas a dar ese placer.

Aquí está el plan: empieza con pequeños hábitos. No necesitas correr una maratón el primer día, **pero cada paso que das, cada minuto que inviertes, es una victoria.** Si hoy solo tienes cinco minutos para moverte, entonces que esos cinco minutos cuenten. Haz que cada repetición tenga sentido. Así es como empiezas a construir, ladrillo a ladrillo. **No es rápido, no es fácil, pero te garantizo que cuando todos se den por vencidos, tú serás el que esté en pie.**

Venciendo Obstáculos

Establece rituales que te preparen para el éxito. No es cuestión de "a ver si lo hago", es un **¡lo haré porque esto es lo que soy!**. Pon las zapatillas junto a la cama, ten lista la ropa de entrenar desde la noche anterior. Cuando te levantes, no hay excusa, no hay debate. Te mueves porque ese es el camino hacia tus metas. Así es como transformas tus intenciones en acciones.

Y algo más: tu entorno. **Haz que tu entorno sea un reflejo de tus metas**. Nada de caos, nada de distracciones. Todo lo que te rodea tiene que impulsarte hacia adelante. Quiero que veas ese rincón donde entrenas y sientas que es un santuario, donde cada gota de sudor es un paso hacia tu éxito. Pon imágenes, frases, música, lo que te haga sentir imparable. Porque cada pequeño detalle cuenta, y cuando todo lo que te rodea te impulsa hacia adelante, no hay barrera que te detenga.

Fortalece tu Motivación con Rutinas Diarias

 Ya te lo dije: la motivación es la chispa, pero la disciplina es el motor. **Si quieres resultados, la consistencia es la clave**. Cada día cuenta. Cada acción te acerca más a tu meta, y si te mantienes constante, esos pequeños pasos se convierten en grandes logros. Y escucha bien: la gente se va a reír de tus metas físicas, pero lo que no saben es que serán ellos quienes vendrán a pedirte consejos cuando llegues a la cima. Así que, ¡adelante, que las risas no te detengan!

Aquí te dejo mis estrategias favoritas para mantener la motivación:

- **Inicio del Día con Intención**: Empieza tu día centrado. No te levantes a la deriva. Dedica unos minutos a meditar, leer algo que te inspire o escribir en un diario. Prepara tu mente para conquistar el día.

- **Ritual Pre-Tarea**: Antes de cada tarea importante, prepárate mentalmente. Estírate, pon tu música motivadora y recuerda por qué estás haciendo esto. ¡Vamos, que no hay tiempo que perder!

- **Alarmas y Recordatorios**: Configura alarmas que te mantengan en el camino. ¿Te quieres distraer? ¡No hay chance! Cada alarma es un recordatorio de que tienes algo que conquistar hoy.

<u>Objetivos Claros, Metas Grandes.</u>

No hay espacio para deseos vagos. Quiero que tus metas sean claras, específicas, medibles. Nada de "quiero estar en forma". No, no, no, quiero algo como "voy a entrenar cuatro veces por semana durante 45 minutos cada sesión". Eso es lo que quiero. Algo con dirección, con propósito, y cada día que avances será un paso más hacia ese objetivo final. Y si te atreves a pensar en grande, que lo hagas con el detalle que necesitas para alcanzarlo.

Venciendo Obstáculos

Divide esas metas en pasos más pequeños, pero no menos importantes. Cada victoria pequeña es un recordatorio de que estás avanzando, de que nadie puede detenerte. Celebra cada logro, porque esos pasos son los que te llevan a la grandeza. Cuando llegues a la cima, habrán muchos que te recordarán por lo que lograste, pero solo tú sabrás el sacrificio y la disciplina que te llevaron hasta allí.

Crea un Entorno que te Impulse.

No te rodees de lo que te debilita, sino de lo que te fortalece. Crea un espacio donde entrenar sea un placer, donde cada objeto a tu alrededor sea un recordatorio de tu grandeza. Personaliza tu rincón de entrenamiento, que sea un lugar donde te sientas imparable. ¡Sí señor, eso se repite! Pon música que te active, posters que te inspiren. Que nada te distraiga. Que tu espacio sea tu fortaleza.

- **Ejercicio:** Escibre dos (2) metas específicas y medibles que deseas alcanzar este mes y dos (2) excusas que normalmanete te detienen y su solución para vencerla.

1. ______________________________________

2. ______________________________________

3. ______________________________________

4. ______________________________________

Capítulo 4:

Supera el Estancamiento y Sigue Avanzando: Estrategias para Vencer el Desánimo

"Si el cambio no te desafía, no te está transformando. Salir de la zona de conformidad es el primer paso hacia el crecimiento"

Escucha bien, porque este es uno de los puntos donde muchos fallan. **El estancamiento es real**, y te va a golpear cuando menos lo esperes. De repente, ya no ves el progreso que esperabas, las pesas no se sienten más ligeras, tu cuerpo se adapta y los resultados parecen detenerse. Es lo que llamamos la temida meseta o **"plateau"**. Pero déjame decirte algo, las mesetas solo son un obstáculo para los que se rinden, no para los que luchan. ¡Y tú no estás aquí para rendirte!

Si sientes que te estancaste, es hora de cambiar el juego. El cuerpo se acostumbra a la rutina, y cuando eso pasa, ¡rompe esa rutina! Introduce nuevas estrategias, eleva la intensidad, cambia el ritmo. No dejes que la comodidad te venza, porque **la comodidad es el enemigo del progreso**. Aquí es donde entra el Entrenamiento en Intervalos de Alta Intensidad (HIIT).

Venciendo Obstáculos

Este tipo de entrenamiento desafía al cuerpo de una manera en que no puede acostumbrarse. 40 segundos a tope, 20 segundos de descanso, repite. No necesitas mucho equipo, solo la determinación de darle con todo. Haz sentadillas con salto, burpees, mountain climbers, lo que sea, pero hazlo con ganas. **Porque el único que puede romper ese estancamiento eres tú**. ¡Tienes la fuerza para levantar eso y mucho más!

Y no solo eso, la periodización es otra clave. Cambia entre ciclos de fuerza y resistencia. Levanta pesado durante unas semanas, luego baja el peso y aumenta las repeticiones. El cuerpo necesita estar siempre adaptándose, siempre enfrentando nuevos retos. Así es como se rompen las mesetas, así es como sigues avanzando mientras otros se detienen.

Mantente en Movimiento: Cómo Evitar el Desánimo

Pero, ¿qué pasa cuando el estancamiento mental llega? Cuando la motivación se apaga y parece que todo se vuelve rutina. Aquí es donde la mayoría pierde la batalla. **No es que el cuerpo no pueda, es que la mente ya se rindió.** Pero escúchame bien: **¡la mente es tu músculo más fuerte!** Si logras mantenerla en forma, no habrá barrera que no puedas romper.

Primero, visualiza el éxito. Quiero que cierres los ojos y te veas cruzando la línea de meta, logrando ese peso que no pensabas que podías levantar. Quiero que veas cada repetición como una victoria. Porque esa mentalidad de ganador es la que te lleva de vuelta al gimnasio cuando otros ya están en casa. Luego, entrena con un propósito. Cada sesión tiene que tener una razón, un objetivo claro. No es solo moverte por moverte, no es levantar peso sin sentido.

Quiero que cada vez que entrenes, pienses: **"¿Por qué hago esto? ¿Qué quiero lograr hoy?"**. Que tu mente y tus músculos estén en sincronía, porque así es como cada entrenamiento se convierte en un paso más hacia la grandeza. Recuerda que la motivación es lo que te hace empezar, pero la disciplina es lo que te hace volver día tras día, sin fallar. **¡No necesitas sentirte motivado para ser disciplinado!**

Estrategias para Mantener la Chispa Viva

La monotonía es el peor enemigo del progreso. Si siempre haces lo mismo, el cuerpo y la mente se aburren. ¿Qué haces entonces? ¡Inyecta variedad! Cambia tus entrenamientos, integra ejercicios funcionales, mezcla alta y baja intensidad, añade entrenamientos que imiten movimientos cotidianos. Haz que cada entrenamiento sea un desafío, algo que mantenga tu interés y te empuje a seguir adelante.

Por ejemplo, si siempre levantas pesas, introduce algo nuevo como el Pilates o el Tai Chi. El equilibrio entre la alta intensidad y la baja intensidad no solo mejora tu cuerpo, sino también tu mente. Alterna entre ambos para evitar el agotamiento físico y mental, y asegúrate de incorporar días de descanso activo. No se trata de parar, sino de moverte de manera diferente. Una caminata ligera o una sesión de yoga restaurativo te mantendrá en movimiento mientras permites que el cuerpo se recupere.

- **Ejercicio:** Escribe dos (2) ejercicios nuevos que vas a incorporar a tu rutina para romper el estancamiento. Que sean algo que no has hecho antes o que te desafíen de una nueva manera.

1. ______________________________________

2. ______________________________________

Capítulo 5:

Alimentación y Recuperación: El Combustible para tu Éxito

" No puedes construir un campeón en el gimnasio si te saboteas en la cocina y te niegas el descanso que necesitas"

No quieras cambiar todo de una vez, ¡primero modifica antes de eliminar o reemplazar! Así es como vas a lograr un cambio duradero en tu alimentación. La nutrición adecuada no es solo un pilar del rendimiento físico, es lo que te va a llevar más lejos, lo que hará que tu cuerpo funcione como una máquina bien engrasada. Si quieres maximizar tu esfuerzo en el gimnasio, ¡tienes que darle a tu cuerpo el combustible correcto!

Una estrategia simple y poderosa es la regla del plato dividido. Asegúrate de que en cada comida tengas 50% de frutas y verduras para esos nutrientes esenciales, 25% de proteínas para alimentar y reparar los músculos, y 25% de carbohidratos complejos para esa energía duradera. ¡Es un plan que cualquier persona puede seguir! ¿Un ejemplo sencillo? Filete de pollo a la plancha, arroz integral y una ensalada fresca. Con esto, estarás dándole a tu cuerpo lo que necesita para rendir al máximo.

Venciendo Obstáculos

No busques excusas, la comida saludable no tiene por qué ser aburrida ni cara. Planifica tus comidas semanalmente. Dedica unas horas a preparar tus porciones, cocina en grandes cantidades para ahorrar tiempo, y juega con las especias y métodos de cocción para mantener tus platos emocionantes. ¡Tienes todos los recursos a tu disposición, así que úsalos!

Por ejemplo, puedes comprar pollo en grandes cantidades, preparar varias porciones y cocinarlo de diferentes maneras. Cambia el sabor usando marinadas o especias distintas cada vez, para que no sientas que estás comiendo lo mismo. ¡La variedad es clave para mantenerte comprometido!

Aquí tienes una semana de ideas para mantener tus comidas interesantes y nutritivas, usando solo pollo como tu proteína principal:

Venciendo Obstáculos

Lunes:

- Desayuno: Batido de frutas con espinacas y un scoop de proteína de pollo en polvo.
- Almuerzo: Pechuga de pollo a la plancha con ensalada de garbanzos, tomate, pepino y aderezo de yogur.
- Cena: Pollo asado al limón con papas asadas y brócoli al vapor.

Martes:

- Desayuno: Tostadas integrales con aguacate y tiras de pollo a la parrilla.
- Almuerzo: Sopa de pollo con verduras y fideos de arroz.
- Cena: Tacos de pollo desmenuzado con salsa, guacamole y verduras frescas.

Miércoles:

- Desayuno: Omelette de claras de huevo con trozos de pollo y espinacas.
- Almuerzo: Ensalada César de pollo con lechuga romana, crutones caseros y queso parmesano.

- Cena: Pollo al curry con arroz basmati y verduras al vapor.

Jueves:

- Desayuno: Yogur griego con granola y pechuga de pollo asada picada.
- Almuerzo: Wrap de pollo con hummus, verduras crudas y queso feta.
- Cena: Pollo a la parmesana con espagueti de calabacín.

Viernes:

- Desayuno: Panqueques de avena con trozos de pollo y sirope de arce.
- Almuerzo: Pollo teriyaki con verduras salteadas y arroz integral.
- Cena: Pizza casera con base de coliflor, trozos de pollo, tomate, albahaca y mozzarella.

Sábado:

- Desayuno: Muffins de huevo con pollo y verduras.

- Almuerzo: Ensalada de pollo con manzana, nueces, apio y mayonesa ligera.

- Cena: Pollo estilo cajún con maíz a la parrilla y ensalada de col.

Domingo:

- Desayuno: Burrito de desayuno con pollo, huevos revueltos, pimientos y cebolla.
- Almuerzo: Pollo a la barbacoa con puré de batatas y coles de Bruselas asadas.
- Cena: Sopa de pollo con garbanzos y espinacas.

Siempre verifica la temperatura interna de tus carnes, aves, y pescados según las guías de seguridad alimentaria para prevenir enfermedades transmitidas por alimentos.

No lo pienses demasiado, planificar tus comidas te ahorra tiempo, evita las tentaciones y te mantiene firme en tus metas. ¡Es todo parte del plan! Haz del éxito una rutina, no una excepción

Venciendo Obstáculos

La importancia del sueño y la recuperación

Entrenar duro es solo la mitad de la batalla. El sueño es tu mayor aliado en la recuperación. Es cuando tus músculos se reparan, y tu cuerpo se prepara para el siguiente desafío. Si no descansas lo suficiente, estarás quemando el motor sin aceite. Además, el sueño regula tus hormonas, incluyendo las que controlan el apetito, lo que te ayuda a mantener una buena relación con la comida.

No ignores la recuperación activa. El yoga, el estiramiento ligero o incluso una caminata suave después de entrenar no solo ayudan a reducir el dolor muscular, sino que también mantienen tu flexibilidad y previenen lesiones. No pares, solo cambia el ritmo.

Venciendo Obstáculos

- **Ejercicio:** Planifica tres (3) comidas para esta semana siguiendo la regla del plato dividido. Asegúrate de que incluyan proteínas, carbohidratos complejos y muchas verduras.

1. _______________________________________

2. _______________________________________

3. _______________________________________

Capítulo 6:

El Poder del Grupo: Encuentra tu Comunidad de Apoyo

" Encuentra a aquellos que son tan implacables y resistentes como tú, que no teman enfrentar el dolor y empujar los límites."

Venciendo Obstáculos

Primero, vamos a dejar algo claro: el gimnasio no es solo un lugar para entrenar el cuerpo, ¡es un campo de batalla mental! Y en esa batalla, el miedo no tiene lugar. Ya sabes lo que pasa cuando dejas que el miedo controle tus acciones: se convierte en tu mayor limitación. Aquí no vamos a permitir eso. No busques cambiar todo de una vez, modifica lo necesario antes de reemplazar o eliminar lo que realmente te está frenando.

Si el miedo al juicio o a no encajar en el gimnasio te paraliza, necesitas entender algo fundamental: **todos empezamos en algún lugar.** Cada persona en ese gimnasio ha sentido lo que tú sientes ahora, pero ¿sabes qué diferencia a los que progresan de los que no? **Ellos no dejaron que el miedo los detuviera.**

Venciendo Obstáculos

Unirte a un grupo de apoyo es clave. Rodearte de personas que comparten tus metas te impulsa más lejos. No solo te ayudan a mantenerte responsable, también te ofrecen apoyo emocional cuando la duda intenta infiltrarse. No estás solo en esto, y cuando compartes tus metas con un grupo, tu compromiso crece. Ya sea en persona o en línea, encuentra tu comunidad.

¡Vamos, que no hay excusas!

Estrategias para vencer los miedos en el gimnasio:

1. **Reconoce que el progreso es tuyo y de nadie más.** Si te sientes intimidado por otros, recuerda que todos tienen su propio camino. Estás ahí por ti, no por ellos. Cada vez que alguien te mire con juicio, piensa esto: **ellos están observando, pero no tienen el poder sobre ti.**

2. **Transforma las críticas en energía para avanzar.** Si escuchas comentarios como "No pareces lo suficientemente en forma para estar aquí", respóndeles mentalmente: **"Estoy trabajando hacia mis metas a mi propio ritmo, ¡y cada día soy más fuerte!".** **No le debes explicaciones a nadie**, tu progreso es personal.

3. **Mantén la confianza y defiende tu espacio.** Si alguien te hace sentir incómodo, recuerda que tienes tanto derecho como cualquier otro a usar ese equipo y ocupar ese espacio. Di algo como: "Estoy aquí para mejorar, igual que todos los demás". **Esa es tu realidad, no la de ellos.**

4. **No te dejes vencer por las miradas o los comentarios negativos.** Si alguien dice "Eres demasiado débil para usar esa máquina", di mentalmente o en voz alta: **"¡Cada día me hago más fuerte, y pronto estaré levantando más de lo que creen!".**

Cómo superar el miedo con apoyo y comunidad.

Unirte a grupos de entrenamiento o comunidades online puede ser lo que necesitas para sentirte parte de algo más grande. Cuando te rodeas de gente que te apoya, cada logro se celebra. No tienes que enfrentar tus miedos solo. Compartir tus metas, escuchar las experiencias de otros, y ser parte de un grupo te da fuerza. Recuerda que nadie gana solo; incluso los más grandes necesitan apoyo.

No te guardes tus logros, compártelos, porque son fuente de inspiración para otros. Ya sea que publiques tus progresos en redes sociales, escribas un blog o hables en grupos de apoyo, cada logro, por pequeño que sea, es un paso más hacia la grandeza. Y cuando otros te vean lograr lo que creían imposible, serás un ejemplo de superación.

Estrategias para vencer el miedo al juicio en el gimnasio:

Venciendo Obstáculos

1. **Publica tus logros**: Comparte tu progreso en redes sociales. Que el mundo vea cómo avanzas, desde el día uno hasta el día que logras tu meta. La gente se reirá de tus objetivos al principio, pero serán los mismos que te pedirán consejo cuando los consigas.

2. **Escribe sobre tu camino**: Ya sea en un blog, boletín o simplemente en un grupo de apoyo, compartir lo que has superado inspira a otros. Cada barrera que rompes es una victoria para ti, y una chispa de motivación para quienes te siguen.

3. **Documenta tu progreso en video**: Ver tu propio cambio en tiempo real no solo te motiva a seguir adelante, también muestra a los demás que el trabajo constante paga. Cada repetición que haces te acerca a ese punto donde los que te juzgaron ahora te admiran

Venciendo Obstáculos

Con estas estrategias, no hay miedo que te pueda detener. Recuerda, **el único que puede limitar tu potencial eres tú mismo.** Vamos, que tienes todo lo que necesitas para conquistar ese gimnasio y más. ¡No dejes que nadie te diga lo contrario!

- **Ejercicio:** Escribe tres (3) miedos que te frenan en el gimnasio. Sé honesto contigo mismo y ponlos en palabras. Luego, escribe una frase de reafirmación para cada uno, como "Este gimnasio es tan mío como de cualquiera, y estoy aquí para progresar".

1. _______________________________________

2. _______________________________________

3. _______________________________________

Capítulo 7:

Transformación Final: De la Superación Personal al Empoderamiento

"Tu cuerpo es solo el comienzo. El verdadero cambio es el que ocurre dentro de ti"

Venciendo Obstáculos

¡Escucha bien! Lo que has logrado hasta ahora no es solo sobre levantar más peso o correr más rápido. No, señor. Cada repetición, cada kilómetro, cada gota de sudor que has dejado en el suelo es una lección de vida. Porque lo que aprendiste en el gimnasio no se queda ahí. **El gimnasio es solo el campo de entrenamiento para la vida real.**

La disciplina que te impulsa a entrenar cuando no tienes ganas, es la misma disciplina que te llevará a dominar cualquier área de tu vida. Ese esfuerzo diario no es solo físico, es mental, es emocional. Cuando aprendes a superar tus límites físicos, te preparas para superar cualquier desafío que la vida te lance. ¡Sí, señor! Y te lo digo bien claro: Si puedes con esos últimos 10 segundos de una serie cuando todo en tu cuerpo grita que te detengas, entonces puedes con todo lo que la vida te ponga enfrente.

Venciendo Obstáculos

El gimnasio no es solo un lugar, es una metáfora para la vida. Cada vez que te enfrentas a una nueva meta en tus entrenamientos, no estás solo fortaleciendo tu cuerpo, estás entrenando tu mente para enfrentar los desafíos fuera del gimnasio. Esa mentalidad que desarrollas—de adaptabilidad, perseverancia y enfoque—te servirá en todo lo que hagas. No importa si es en el trabajo, en una relación, o en cualquier otro proyecto personal: la actitud que tomas en el gimnasio es la que te llevará a la cima en todo.

Cada pequeño logro cuenta. Ya sea que hayas corrido tu primer maratón, o simplemente aumentaste el peso que levantas, ¡celebra!. Cada victoria es un recordatorio de que puedes más, que estás creciendo. No importa lo que los demás digan, es tu camino, y esos logros son tuyos. La gratificación que sientes al alcanzar una meta de fitness debe ser la misma gratificación que aplicas a cada área de tu vida. Nada es pequeño si te hace avanzar.

La Transformación: Más Allá del Cuerpo

No se trata solo de la salud física. Esta transformación es profunda, abarca cada parte de tu ser. Cuando te comprometes con tu entrenamiento, te estás comprometiendo con tu crecimiento como persona. Cada vez que rompes un límite físico, te das cuenta de que puedes romper límites en todas las áreas de tu vida. **Es aquí donde el verdadero empoderamiento ocurre.**

¿Quieres saber la verdad? El poder no viene de hacer algo una vez, viene de hacerlo día tras día, aunque no tengas ganas, aunque estés cansado. Es esa consistencia la que te enseña que no hay barrera que no puedas romper, que la única persona que puede limitar tu progreso eres tú mismo. Y ya lo sabes, ¡tus excusas limitan tu potencial! Así que, si te ves frenado por algo en tu vida, mira lo que has logrado en el gimnasio y aplícalo fuera de él.

Venciendo Obstáculos

Cuando integras las lecciones del gimnasio —la disciplina, la paciencia, la adaptabilidad— en tu vida diaria, te conviertes en una fuerza imparable. **Nada te puede detener cuando has aprendido a vencer tus propios miedos y limitaciones.**

El Poder de la Resiliencia

La resiliencia no se trata solo de resistir, se trata de avanzar a pesar de todo. Cada vez que te enfrentas a un desafío físico, ya sea una nueva postura de yoga, correr más lejos de lo que creías posible, o levantar más peso, estás fortaleciendo tu capacidad para enfrentar lo inesperado en la vida. **Es en esos momentos de incomodidad donde verdaderamente creces.**

Cada vez que superas un límite físico, estás entrenando tu mente para no rendirse. Y cuando la vida te golpea fuerte, ya sabes lo que tienes que hacer: **mantente de pie, sigue avanzando, porque nada puede contra alguien que ha aprendido a resistir y a superar sus propios límites.**

- **Ejercicio:** Ejercicio: Una Carta a Tu Yo Futuro

Quiero que te tomes un momento y pienses en todo lo que has logrado hasta ahora. Piensa en esos días difíciles donde querías rendirte, pero no lo hiciste. Quiero que escribas una carta a tu **YO DEL FUTURO**. Describe los cambios que has logrado y los que aún planeas alcanzar. Este es tu compromiso contigo mismo, con ese futuro que estás construyendo cada día.

Querido YO DEL FUTURO,

____

____

____

____

____

____

____

____

____

____

Reflexión Final: Forjando tu Destino

Escucha bien, porque si has llegado hasta aquí, ya has demostrado que tienes algo especial. Llegar al final de este libro no significa el final de tu viaje; esto es solo el comienzo. Cada página que has leído, cada consejo que has puesto en práctica, ha sido una chispa encendiendo tu transformación.

Este camino hacia convertirte en imparable no es fácil, pero nada que realmente valga la pena lo es. Ya sabes que los atajos no existen, el éxito se gana, y tú has demostrado que tienes lo necesario. No busques cambiar todo de golpe, ya lo sabes: modifica antes de reemplazar, avanza sin perder de vista lo que te hizo fuerte en primer lugar. Lo que has aprendido aquí va mucho más allá del gimnasio.

Venciendo Obstáculos

Cada gota de sudor, cada momento en el que quisiste rendirte y no lo hiciste, ha forjado algo más profundo en ti. Te has dado cuenta de que la fuerza física es solo la superficie; es la mentalidad, la disciplina, y la resiliencia las que te llevarán lejos en la vida.

Lo que llevas dentro ahora, esa fuerza que has cultivado, es algo que nadie te puede quitar. No es para presumir en el gimnasio, es para usar en todas las áreas de tu vida. Has forjado un carácter fuerte y decidido. Cada desafío que has enfrentado, cada límite que has roto, te ha convertido en una versión más poderosa de ti mismo. Y esa es la verdadera transformación.

Recuerda esto siempre: el poder para seguir adelante y superar cualquier obstáculo está en ti. No está en las circunstancias, no está en los demás, está en lo que tú decides hacer día tras día. Cada sacrificio que haces, cada dolor que sientes, te está moldeando en algo más fuerte, más capaz, y más decidido.

Venciendo Obstáculos

No permitas que nada ni nadie te detenga. ¡Escúchalo bien! Tú eres quien forja tu destino, tú decides cuán lejos puedes llegar. Cada amanecer es una nueva oportunidad para renovar tu compromiso de ser inquebrantable, de ser IMPARABLE.

Y créeme, los momentos difíciles llegarán. Vendrán días en los que todo parecerá en tu contra, días en los que el cansancio será abrumador, pero cuando esos momentos lleguen, piensa en todo lo que ya has superado. Recuerda el dolor que convertiste en fuerza, las veces que te levantaste cuando todo en ti quería rendirse.

Eres el arquitecto de tu destino, el héroe de tu propia historia. No necesitas que nadie te dé permiso para ser grandioso. Ya lo eres. Lo has demostrado una y otra vez. Sigue empujando, sigue avanzando, porque lo que está por venir es aún más grande de lo que puedas imaginar. Nunca pares de avanzar, porque el mundo te verá caer y reírse, pero esos mismos vendrán a pedirte consejo cuando llegues a la cima.

Venciendo Obstáculos

Eres, y siempre serás.....

I-nquebrantable: Nada te derrumba.

M-otivado: Sabes por qué te levantas cada día.

P-ersistente: El reto no te detiene.

A-udaz: No le temes a los desafíos, los enfrentas.

R-esiliente: Te caes, te levantas, y sigues más fuerte.

A-mbicioso: Vas por lo grande, siempre por más.

B-rillante: Tu éxito habla por ti, sin excusas.

L-eal: Fiel a tus metas, nunca te rindes.

E-nfocado: Mente clara, siempre hacia adelante.

¡Así que sigue adelante! No hay vuelta atrás.

Referencias y Citas

1. *Atomic Habits* by James Clear
2. *Can't Hurt Me* by David Goggins
3. *Awaken the Giant Within* by Tony Robbins
4. Research on Motivation and Habit Formation from the Journal of Behavioral Health
5. Studies on Physical Exercise and Mental Health from the American Psychological Association

<u>Sobre el Autor:</u>

Julio E. Kuilan Kuilan es un reconocido experto en transformación física y consultor élite de bienestar, con más de 15 años dedicados a impactar vidas a través de la disciplina, el entrenamiento funcional y el desarrollo humano integral. Como creador del programa Fit 2 Serve, ha diseñado protocolos de acondicionamiento táctico especialmente dirigidos a policías,militares, personal de emergencias y atletas de alto rendimiento que requieren fuerza, movilidad, resistencia y enfoque mental.

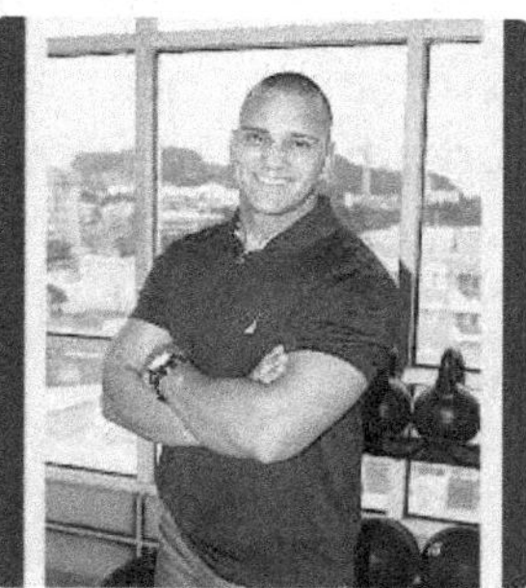

Julio es el fundador de Fitness Headquarters, un centro de salud física y mental que ha guiado a cientos de personas a superar límites personales y alcanzar una vida más saludable y fuerte. Su enfoque va más allá del físico: impulsa la mentalidad, el compromiso y la resiliencia como pilares del éxito sostenible. Cada rutina, consejo y estrategia que comparte está inspirada en una profunda vocación de servicio y en la firme creencia de que el cambio verdadero comienza desde adentro.

Nuestra Misión en Fitness Headquarters

Nuestra misión es clara: forjar cuerpos fuertes y mentes disciplinadas, cultivando hábitos que trascienden las paredes del gimnasio. En Fitness Headquarters no entrenamos solo por estética, entrenamos por propósito. Acompañamos a nuestros clientes con herramientas reales, planes estructurados y motivación constante para que tomen control de su salud y se conviertan en la mejor versión de sí mismo

Nuestros Valores

- Disciplina sobre motivación
- Compromiso con el bienestar integral
- Educación y guía profesional con humanidad
- Respeto por cada historia y proceso individual
- Resultados sostenibles y construidos con propósito

Porque aquí no se trata solo de levantar pesas o perder peso... se trata de levantarte a ti mismo. **¡Y en ese viaje, no estás solo!**

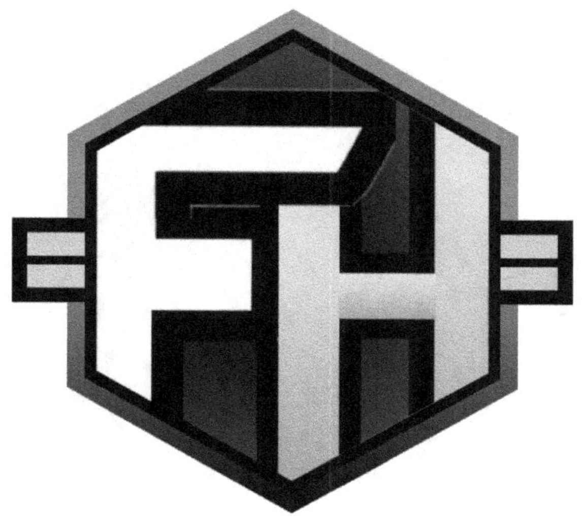

ESCANEA Y APRENDE MÁS

www.ingramcontent.com/pod-product-compliance
Lightning Source LLC
Chambersburg PA
CBHW071216260726

48653CB00041B/871